MÉTHODES

L'EXAMEN MÉDICAL DES ÉCOLIERS

au début et au cours de leurs classes

PAR

M. le D' H. MÉRY

PROFESSEUR AGRÉGÉ, MÉDECIN DES HOPITAUX

RAPPORT

PRÉSENTÉ AU 2e CONGRÈS INTERNATIONAL D'HYGIÈNE SCOLAIRE

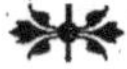

PARIS

IMPRIMERIE JEAN GAINCHE, R. TANCRÈDE, SUCCESSEUR

15, rue de Verneuil, 15

1907

MÉTHODES

POUR

L'EXAMEN MÉDICAL DES ÉCOLIERS

au début et au cours de leurs classes.

———

RAPPORT

PRÉSENTÉ AU 2ᵉ CONGRÈS INTERNATIONAL D'HYGIÈNE SCOLAIRE

Je n'ai pas l'intention, dans ce rapport, de revenir sur les raisons qui justifient la nécessité de l'examen médical des écoliers. Tous ceux qui s'intéressent à l'hygiène scolaire savent combien cet examen médical individuel est indispensable pour la bonne surveillance et le bon développement de la culture physique et intellectuelle de l'enfant.

Le médecin scolaire doit surveiller la croissance de l'écolier, il doit s'assurer qu'elle se fait d'une façon normale ; il doit le préserver, dans la mesure du possible, des diverses maladies aiguës ou chroniques qui peuvent le frapper à l'école, et pour cela il est nécessaire de savoir quels sont les côtés faibles du jeune enfant, en particulier s'il existe chez lui une prédisposition à cette maladie si générale et si redoutable qu'est la tuberculose. Il est nécessaire aussi, si l'on veut faire rendre à la culture intellectuelle de l'écolier son maximum, de savoir quelles sont les tares, les prédispositions physiques qui peuvent modifier celle-ci et il faut aussi s'occuper particulièrement des fonctions qui sont plus spécialement en jeu dans la vie des écoliers, c'est-à-dire de l'audition et de la vision.

Dans ce rapport, nous allons essayer de montrer comment les diverses méthodes employées pour l'examen des écoliers doivent concourir pour obtenir, d'une façon simple, la plus rapide et la plus méthodique possible, les indications nécessaires pour réaliser le but de l'hygiène scolaire, c'est-à dire tâcher d'obtenir la meilleure culture physique et intellectuelle de l'enfant.

J'exposerai plus particulièrement ce qui a été fait et surtout ce qui a été proposé en France.

La base de l'hygiène scolaire, c'est l'examen médical individuel de chaque écolier à l'entrée de l'école primaire (1). On pourrait le faire également à l'entrée de l'école maternelle.

M. Binet avait proposé d'examiner seulement les suspects qui seraient désignés par l'instituteur, de façon à diminuer la besogne du médecin scolaire, mais il ne semble pas possible d'agir ainsi, car certains enfants peuvent porter des tares importantes que l'examen superficiel fait par un instituteur ne révélerait pas. Il faut un examen médical individuel à l'entrée de chaque enfant à l'école. Sur ce point, tout le monde est d'accord. Comme c'est l'examen le plus important dans la vie scolaire de l'enfant, nous nous occuperons tout d'abord de savoir comment cet examen sera pratiqué, sur quels points il devra porter, j'allais ajouter par qui il sera pratiqué, mais il est bien entendu que cet examen d'entrée doit être toujours pratiqué par le médecin.

Il est très nécessaire de bien fixer les points sur lesquels doit porter l'examen et les méthodes à employer, car, si on laisse à chacun le soin d'examiner les enfants suivant son procédé, les résultats obtenus ne seront point comparables et on perdra presque tout le bénéfice de cet examen. Il est absolument indispensable que l'on fixe, au moins dans chaque pays, et de préférence d'une façon presque internationale, des méthodes uniformes d'examen des écoliers, autrement tout resterait chaos et anarchie.

Un premier point qui doit précéder l'examen médical proprement dit, c'est le récolement des renseignements fournis par les familles sur la santé antérieure de l'enfant. Il serait préférable que ce fût le médecin qui recueille ces renseignements. Si le médecin ne peut pas les obtenir directement des parents, ce qui occasionnerait peut-être bien des dérangements, on pourrait demander au médecin de la famille de fournir ces renseignements ou bien alors l'instituteur, au moment des inscriptions des enfants à l'école, pourra recueillir directement des parents ces renseignements sur la santé antérieure des élèves.

Quel sera, tout d'abord, le programme de l'examen médical d'entrée ? On peut diviser les points sur lesquels il doit porter en trois parties :

1° *Le signalement anthropométrique* concernant les mensurations. (Poids, taille, mesure du thorax, dynamométrie.)

2° *Le signalement physiologique*, c'est-à-dire l'examen des fonctions particulièrement utiles pour la scolarité : vision, audition.

---

(1) Je laisse volontairement de côté la question de l'examen médical des écoliers de l'enseignement secondaire qui, évidemment, devra être plus complet.

3° *Signalement organo-anatomique*, qui est le véritable examen médical. Il devra porter sur l'état général, sur la gorge et le système lymphatique, sur la peau et le cuir chevelu, sur le squelette, en particulier la colonne vertébrale et surtout sur le thorax, le cœur et les poumons.

Il est nécessaire que nous tâchions d'établir sur les parties les plus importantes de ce programme un accord d'où se dégageront la plupart des méthodes adoptées par les médecins scolaires. C'est à ce prix seulement qu'on aura des résultats pouvant être comparés et permettant l'utilisation de l'effort énorme que nous allons demander aux médecins scolaires.

EXAMEN MÉDICAL D'ENTRÉE

Il serait désirable d'avoir dans chaque école un local spécial pour les examens médicaux, dans lequel on pourrait d'ailleurs réunir les divers objets nécessaires pour ces examens en particulier pour les mesures anthropométriques comme la bascule et la toise.

Il est intéressant également de fixer la tenue dans laquelle les enfants devront être mesurés ; cela est d'ailleurs très simple. Les enfants, garçons ou fillettes, enlèveront leurs chaussures, garderont les bas ou chaussettes. Pour les vêtements du corps, les garçons garderont la chemise et le pantalon, les fillettes la chemise et la jupe. C'est dans cette tenue qu'on procédera tout d'abord à la prise du signalement anthropométrique.

EXAMEN ANTHROPOMÉTRIQUE

Les instruments nécessaires pour l'examen anthropométrique sont une balance exacte pour les pesées et une toise, analogue d'ailleurs à celles dont on se sert dans les conseils de révision.

Il n'y a rien de particulier à signaler pour les *pesées* qui seront faites dans le costume indiqué plus haut. Il sera préférable de faire les pesées dans la matinée ; on a remarqué, en effet, que le poids ne variait pas depuis le matin jusqu'avant le déjeuner.

En ce qui concerne la *taille*, elle doit être prise debout, l'enfant ayant les talons rapprochés : la toise doit toucher le vertex. Chez les fillettes, il faudra avoir soin d'éviter l'erreur qui pourrait tenir à la chevelure, chignon, etc.

Mensurations thoraciques. — Les diverses mensurations thoraciques que l'on peut prendre sont : le périmètre thoracique,

les diamètres thoraciques. M. Binet a proposé le diamètre bisacromial.

Pour le *périmètre thoracique*, les instruments nécessaires sont,
soit le centimètre ordinaire simple, soit le centimètre symétrique
qui a été employé par M. le professeur Grancher et par M. Rosen-
thal, c'est-à-dire un centimètre souple qui, au lieu d'être gradué de
1 à 150, est formé de deux moitiés symétriques graduées de 1 à 75,
réunies par les deux chiffres 1 qui sont accolés.

On a proposé de mesurer le périmètre thoracique à des hau-
teurs diverses, en particulier immédiatement sous les aisselles,
c'est le périmètre axillaire, au niveau du mamelon, c'est le périmètre mammaire, enfin, au niveau de l'appendice xyphoïde, c'est
le périmètre xyphoïdien.

Le périmètre mammaire doit être rejeté en particulier lorsqu'il
s'agit de fillettes à cause du développement possible des seins. On
a objecté au périmètre axillaire la cause d'erreur que pouvait donner la présence des omoplates et la difficulté d'avoir des mesures
exactes, justement à cause de la présence de ces deux os.

Le périmètre xyphoïdien ou xypho-sternal est beaucoup plus
constant et beaucoup plus facile à prendre. Le point de repère
pour ce périmètre doit être l'union de l'appendice xyphoïde et du
sternum ; le ruban doit être placé horizontalement, les bras étant
pendants le long du corps.

Le périmètre axillaire, le thorax étant vide, à un an présente
45 centimètres. Il augmente de deux centimètres par an.

Le périmètre xyphoïdien est également de 45 centimètres à un
an et il augmente environ de un centimètre et demi par an, c'est-
à-dire un peu moins que le périmètre axillaire.

On a beaucoup critiqué les résultats donnés par la mesure du
périmètre thoracique ; il est certain que, d'une part, les résultats
obtenus varient souvent avec les divers opérateurs et manquent
de précision absolue ; d'autre part, il n'y a pas de parallélisme
entre l'amplitude respiratoire et le périmètre thoracique. Mme
Nageotte dit avec raison que des gens à poitrine large souvent ne
respirent pas et il arrive tous les jours de voir des sujets à poitrine
large qui ne font pour ainsi dire pas pénétrer l'air dans leur poitrine.

La mesure du périmètre thoracique à l'état de repos respira-
ratoire n'aurait d'intérêt que s'il y avait des documents intéressants
à tirer de l'étude des rapports du périmètre à la taille. L'étude de
ces rapports a été faite pour l'adulte et utilisée en particulier par
les Compagnies d'assurances sur la vie.

La formule adoptée par les Compagnies d'assurances est :

$$\frac{\text{Circ. Thoracique} \times 100}{\text{Taille}}$$

c'est-à-dire ce que l'on appelle l'*indice de vitalité* des sujets
examinés.

En établissant la durée moyenne de l'existence des assurés morts par tuberculose, le Dr Snellen a vu que pour ceux qui atteignent un indice de vitalité au-dessous de 50, la durée moyenne de la vie avait été de trente-huit ans ; pour ceux qui avaient un indice de vitalité de 50 et au-dessus, la durée moyenne de la vie était de 45,6.

J'ai recherché si, chez les enfants reconnus suspects à la suite des examens pratiqués par M. le professeur Grancher et ses élèves dans les écoles de la ville de Paris, le rapport de la circonférence thoracique à la taille présentait une modification particulière. Il m'a semblé que l'indice de vitalité était plus faible chez les enfants suspects que chez les enfants normaux, mais je n'ai pas réuni des documents suffisants pour être absolument affirmatif sur ce point. D'ailleurs on a montré que la formule qui servait à évaluer le rapport de la taille et du périmètre thoracique chez l'adulte ne pouvait être utilisée chez l'enfant dans les mêmes conditions, car chez l'enfant le rapport varie suivant l'âge et le périmètre choisi. D'après Godin, la circonférence sus-mammaire serait légèrement inférieure à la demi-taille à treize ans et demi ; elle lui serait équivalente à quatorze et à quatorze ans et demi, puis la dépasserait ensuite de un, puis de deux centimètres.

La mensuration thoracique qui paraît de beaucoup préférable, c'est la mesure du périmètre thoracique envisagée au point de vue de la constatation du degré d'ampliation thoracique, c'est à-dire la différence entre l'expiration maxima et l'inspiration maxima. On a ainsi la *mesure de l'amplitude respiratoire*.

Mme Nageotte a démontré toute l'importance de cette mensuration, et comme nous l'avons dit plus haut, elle a montré qu'il n'y avait pas de parallélisme entre l'amplitude respiratoire et le périmètre thoracique. C'est l'amplitude respiratoire qu'il est intéressant de mesurer.

M. Boureille a établi que l'amplitude respiratoire chez les sujets sains était de 5 à 11 centimètres dans 97,2 0/0 des cas ; chez les malades de dispensaires, les chiffres de 4 centimètres et au-dessous se trouvent chez 96 0/0 des sujets. L'amplitude de 5 et au-dessous n'existe que chez 7 0/0 des malades de dispensaires, d'où il en conclut que, tous les individus ayant moins de 5 centimètres d'amplitude respiratoire sont presque toujours des tuberculeux. Il est évident que ces données ne s'appliquent point à l'examen des enfants, néanmoins, elles montrent toute l'importance de cette recherche de l'amplitude respiratoire.

Il sera facile, lorsque l'on aura accumulé à cet égard des documents suffisants, de juger de la valeur probablement également fort importante de cette mensuration chez l'enfant.

Voici comment Mme Nageotte mesure l'amplitude respiratoire: Elle laisse l'enfant debout, les bras pendants le long du corps, et mesure le périmètre axillaire passant en avant sur la deuxième côte, le ruban étant tenu horizontalement. Elle mesure également l'amplitude respiratoire xyphoïdienne. L'amplitude axillaire, d'après Mme Nageotte, serait de 10 centimètres et demi avant huit ans et de 3 centimètres et demi après huit ans. L'amplitude xyphoïdienne serait de 2 centimètres et demi avant huit ans et de 3 centimètres à 3 centimètres et demi après huit ans. Chez les enfants ayant fait de la gymnastique respiratoire, l'amplitude augmente de façon considérable ; elle est de 4, 5 et 6 centimètres.

On a proposé également de mesurer *les diamètres du thorax* et de rechercher les variations de l'amplitude respiratoire par les variations des diamètres du thorax aux divers temps de la respiration.

Les instruments nécessaires à la mensuration des diamètres thoraciques sont des compas d'épaisseur, en particulier le compas de Démeny. On a pris pour les mensurations des diamètres thoraciques le même point de repère que pour le périmètre thoracique, le point de repère xypho-sternal.

Il y a d'assez grandes difficultés pour prendre le diamètre transverse. Il est nécessaire de tracer une ligne horizontale circulaire, partant du point de repère xypho-sternal signalé plus haut. Le Dr Dufestel a montré que l'on obtient des différences assez marquées, qui tiennent à ce que la ligne circulaire passe tantôt au niveau d'une côte, tantôt au niveau d'un espace intercostal. Suivant que les branches du compas d'épaisseur sont appliquées au niveau d'une côte ou au niveau d'un espace interscostal, il peut y avoir un centimètre au moins de variation, et ceci a d'autant plus d'importance que les chiffres de l'amplitude respiratoire que donne l'examen par les diamètres sont extrêmement faibles et ne dépassent pas un demi centimètre, 1 centimètre, 2 centimètres au maximum. On comprend toute l'importance que peut avoir une erreur de technique d'un centimètre dans de pareilles conditions. C'est presque l'impossibilité absolue de mesurer l'amplitude respiratoire par ce procédé. L'amplitude respiratoire, au contraire, mesurée au moyen du périmètre thoracique, donne des chiffres de comparaison beaucoup plus étendus, puisqu'elle varie de 1 à 7 centimètres. C'est là donc une très grosse objection pour la valeur des mensurations des diamètres thoraciques.

Le rapport du diamètre antéro-postérieur au diamètre transverse a été appelé *indice thoracique*. Il augmente d'une façon continue avec l'âge. Il ne semble pas fournir des renseignements bien utiles, en particulier au point de vue de l'amplitude respiratoire. D'ailleurs les uns, comme Fourmentin, calculent l'indice thoracique en divisant le diamètre transverse par le diamètre antéro-postérieur et en multipliant par 100, c'est-à-dire :

$$\frac{D\,T \times 100}{D\,A\,P}$$

Godin prend la formule absolument inverse :

$$\frac{DAP \times 100}{DT}$$

Si la mesure des diamètres thoraciques paraît inférieure, au point de vue de l'évaluation de l'amplitude respiratoire, à celle du périmètre thoracique, les renseignements fournis par la mensuration du *diamètre bisacromial* proposée par M. Binet ont encore, à cet égard, beaucoup moins de valeur, car l'augmentation de la capacité respiratoire et des autres diamètres thoraciques n'a aucune corrélation avec l'augmentation du diamètre bisacromial (Dufestel). D'ailleurs, M. Binet ne défend pas cette mensuration avec des arguments bien péremptoires; il dit : « Ni la distance bisacromiale, ni le périmètre thoracique ne sont en rapport avec la capacité vitale, mais la distance bisacromiale est plus facile à prendre. »

Cela n'est pas un argument suffisant, car on pouvait trouver toute autre mensuration d'une partie quelconque du corps à laquelle l'argument pourrait être appliqué.

M. Binet dit également que cette mensuration du diamètre bisacromial n'oblige pas à mettre la poitrine à nu.

Tout cela, en résumé, nous permet de conclure que, si aucun des procédés de mensuration du thorax n'est absolument parfait, celui de tous qui paraît, à l'heure actuelle, donner les meilleurs résultats, c'est la recherche de l'amplitude respiratoire par la mensuration du périmètre thoracique à l'état d'inspiration et d'expiration maxima. C'est cette mensuration que doivent surtout pratiquer les médecins scolaires et qu'il est nécessaire de régler d'une façon uniforme. Il y aurait peut-être intérêt à rechercher la valeur du rapport du périmètre thoracique moyen à la taille, c'est-à-dire de l'indice de vitalité, mais nous manquons, actuellement, de documents à cet égard.

La *spirométrie* qui serait un procédé d'une précision beaucoup plus grande, puisqu'il permettrait d'évaluer la capacité respiratoire de chaque enfant, présente deux inconvénients fort graves : d'une part, il exige un appareil coûteux, d'autre part, il est presque impossible à pratiquer chez les enfants au-dessous de douze ans.

Je rappelle que, d'après M. Maurice Dupont, inventeur d'un spiromètre assez simple, il serait intéressant d'établir le coefficient de la capacité respiratoire par rapport au poids du corps. Ce coefficient qui, normalement, serait de 50 cent. cubes par kilogramme, diminuerait beaucoup au début do la tuberculose pulmonaire et pourrait être regardé comme un signe de diagnostic précoce. Mais, pour les raisons signalées plus haut, aucune recherche de ce genre n'a été faite chez l'enfant.

Une autre mensuration qui a été pratiquée par M. le Dr Dufestel, médecin inspecteur des écoles de la Ville de Paris, c'est la recherche de la force musculaire de l'enfant par la *dynamométrie*, mais cette recherche manque également, au moins actuellement, de

bases précises. Elle paraît fournir des résultats très variables suivant l'état de force physique et d'entraînement de chaque enfant.

EXAMEN PHYSIOLOGIQUE

VISION. — AUDITION

Vision. — Les instruments nécessaires pour la recherche de
l'acuité visuelle sont les tableaux dits « échelles de Snellen » ou
de Monnoyer. Voici d'après notre collègue, le Dr Terrien, ophtalmo-
logiste des hôpitaux, comment on doit opérer pratiquement.

1° On doit placer l'enfant à cinq mètres des tableaux d'acuité
visuelle, dans une pièce bien éclairée.

2° Tout enfant ayant une acuité visuelle normale doit lire la
dernière ligne de l'échelle de Snellen. S'il ne lit pas la dernière
ligne, on lui fera lire les autres lignes en commençant par le haut
et en regard de la ligne à laquelle il s'arrête est toujours indiquée
l'acuité visuelle correspondante, 1/10°, 1/6°, 1/4, etc.

3° La diminution de l'acuité visuelle peut être due à une altéra-
tion quelconque de l'œil, comme une taie de la cornée, mais souvent elle est simplement la conséquence de la myopie. Pour voir
si la myopie doit être incriminée, il suffit de rapprocher l'enfant
du tableau, et au fur et à mesure qu'il se rapproche, l'enfant lit
distinctement des caractères qu'il ne lisait pas à cinq mètres.

Les deux yeux doivent être examinés séparément.

Audition. — Les instruments ou les méthodes nécessaires pour
l'examen de l'audition sont plus délicats ou du moins, donnent des
résultats d'une précision beaucoup moindre que dans l'examen de
la vision.

Il est assez difficile de trouver un acoumètre parfait ; les médecins et en particulier les médecins auristes ont proposé deux moyens
principaux : l'audition de la montre ou de la parole chuchotée. A
Nuremberg, on considérait comme normale l'audition de la voix à
dix mètres ; c'est également, je crois, le chiffre adopté par M. le
Dr Lermoyez. Au contraire, Denker, lors du dernier congrès international d'hygiène scolaire demandait comme acuité normale, celle
qui était capable d'entendre la parole chuchotée à vingt mètres.
Cela prouve tout simplement que tout le monde ne chuchote pas
de la même façon.

Les mêmes difficultés se présentent lorsqu'on prend la montre
comme acoumètre ; toutes les montres n'ont pas la même intensité
de tic-tac.

Le Dr Lubet-Barbon critique la parole chuchotée ; ce serait pour
lui un moyen très médiocre de mesurer l'acuité auditive. Théori-
quement, en effet, la parole chuchotée a la même intensité chez
tous les sujets. Elle est produite par les vibrations des cordes

vocales, lorsque la poitrine est en état d'expiration maxima, et qu'aucune colonne d'air expiré ne vient faire vibrer les cordes vocales. En pratique, cette condition est très difficile à réaliser, et il est rare, d'après le Dr Lubet-Barbon, qu'il ne se produise pas une légère expiration complémentaire d'air résidual au moment de la voix chuchotée ; cela varie avec les sujets, et de même, l'intensité de la voix chuchotée.

Pour le Dr Lubet-Barbon, le meilleur acoumètre serait encore la montre à condition de déterminer d'abord à quelle distance la montre dont on se sert est entendue par un sujet normal. Cette distance est en général de deux mètres.

A côté des procédés médicaux destinés à mesurer l'audition, il y a un procédé pédagogique qui n'est pas à négliger ; c'est le procédé de la dictée à voix haute tel que l'a indiqué le Dr Gellé, et adopté par M. Binet.

On place l'élève face au tableau noir sur lequel il doit écrire et le maître dicte à voix haute placé à huit mètres à l'élève. Peut-être est-ce là encore pour les écoles le procédé le meilleur de juger l'audition de l'enfant.

EXAMEN MÉDICAL ORGANO-ANATOMIQUE

Les méthodes d'examen ont surtout de l'importance en ce qui concerne l'examen des poumons et de la colonne vertébrale. Pour les autres organes, il n'y a pas de procédé particulier à recommander, aux médecins scolaires. On emploiera les procédés actuels d'examen des divers organes. C'est ainsi que je ne m'arrêterai pas sur l'examen de l'état général, de la gorge, du cœur et de l'appareil circulatoire, du cuir chevelu, de la peau, de l'appareil dentaire. La recherche des ganglions du cou, des creux axillaires demande simplement à être signalée. Il n'y a pas de procédés particuliers à recommander, mais il ne faut pas oublier de rechercher avec soin tous les signes révélateurs des végétations adénoïdes.

Pour *l'examen du thorax*, l'inspection tout d'abord permet de rechercher s'il n'existe pas quelques réseaux veineux sous-cutanés traduisant une adénopathie médiastine probable ; elle montrera également si *l'amplitude respiratoire*, dont nous avons dit plus haut toute l'importance, est égale des deux côtés de la poitrine. A cet égard, d'ailleurs, la palpation permettra de compléter cet examen de l'amplitude respiratoire, palpation avec les deux mains placées en forme de collier autour de la base du cou et de la partie supérieure du thorax, et qui permet quelquefois de sentir très nettement l'inégalité d'amplitude respiratoire d'un côté de la poitrine.

La palpation avec les mains ainsi placées est également un

excellent procédé pour la recherche de l'étendue des vibrations vocales.

La percussion, dans certains cas montrera des modifications de tonalité au niveau des parties supérieures de la poitrine, fosses sous-claviculaires, sus-épineuses, etc.

L'auscultation surtout devra être pratiquée d'une façon méthodique, et mon regretté maître le professeur Grancher a indiqué, d'une manière magistrale, les règles que l'on devait suivre. (Congrès International de la Tuberculose de 1905.)

L'enfant doit respirer d'une façon suffisante, sans excès, la bouche légèrement entr'ouverte. Le médecin doit ausculter et comparer des points symétriques de la poitrine ; il doit s'occuper presque uniquement des modifications de l'inspiration dans ces points symétriques. On connaît les caractères de l'inspiration normale, douce, moelleuse, régulière ; à l'état pathologique, elle se modifie dans son timbre devenant rude ; dans sa quantité, en s'affaiblissant ; dans sa tonalité, inspiration basse ; dans son rythme, inspiration saccadée. Ces modifications seront surtout à rechercher dans les régions sous-claviculaires, dans les fosses sus et sous-épineuses, et dans certains cas, à la base.

Le professeur Grancher a décrit les *trois étapes* de la période de la germination de la tuberculose ; la première étape où il n'existe que des modifications de l'inspiration ; la seconde étape où l'on trouve en même temps une augmentation des vibrations thoraciques. La troisième où apparaissent simultanément les modifications de la tonalité à la percussion et l'expiration prolongée.

A côté des modifications du poumon lui-même, il est nécessaire de rechercher les signes qui traduisent la présence des ganglions des adénopathies trachéo-bronchiques ; ces signes, signes de percussion et d'auscultation, devront être recherchés dans les régions ganglionnaires, région inter-scapulaire, région supérieure du sternum en avant.

L'examen de la *colonne vertébrale* demande, lui aussi, à être pratiqué d'une façon méthodique. Pour bien juger des déformations préexistantes ou de celles que l'école a fait naître lors des examens ultérieurs, il est nécessaire de mettre à nu tout le haut corps de l'enfant, de rechercher avec soin la hauteur relative des deux épaules, des deux omoplates, de regarder également la dimension respective de ce que l'on appelle le triangle de taille, c'est-à-dire du triangle formé par le bras pendant le long du corps, par le bord inférieur et latéral du thorax et par le bord externe de la région lombaire.

Il faut enfin terminer l'examen par une observation attentive de la direction de la ligne des apophyses épineuses. C'est de cette façon qu'on pourra déceler une scoliose commençante ; en ce qui concerne la cyphose, elle se caractérisera par le rapprochement des épaules en avant, par l'écartement des omoplates en arrière, par la tendance de l'enfant à porter la tête enfoncée entre les deux épaules.

Tels sont les différents points qui, dans le premier examen, devront surtout attirer l'attention du médecin.

Cet examen d'entrée doit être réservé à peu près complètement au médecin; cependant, pour certains points, la collaboration de l'instituteur doit être demandée et il est nécessaire de bien établir le rôle respectif du médecin et de l'instituteur dans cet examen d'entrée.

Le médecin doit conserver la responsabilité de tout l'examen, mais il peut demander à l'instituteur son concours sur quelques points et, en particulier, nous pensons que l'instituteur pourra recueillir des renseignements sur la santé antérieure des élèves, et prendre, suivant les indications données par le médecin scolaire, des mensurations concernant la taille et le poids. Il faudra, bien entendu, que le médecin ait tout d'abord montré à l'instituteur comment il entend que ces mesures soient prises, de manière à ce qu'elles le soient toujours de façon identique et que les pesées et les mensurations de taille soient toujours comparables.

Une grosse question est celle de savoir si l'examen de la vision et de l'audition doit être réservé au médecin. M. Binet a formellement réclamé pour l'instituteur l'examen de ces deux fonctions très scolaires, et il est évident qu'en particulier la mesure de l'audition par la méthode des dictées dont nous avons parlé plus haut, pourrait être faite, semble-t-il, avec avantage par l'instituteur. Néanmoins, nous pensons que le médecin ne doit pas laisser à l'instituteur l'appréciation de ces deux fonctions si importantes, et s'il y a un examen pratiqué par l'instituteur, il n'empêchera pas l'examen médical; les deux peuvent d'ailleurs se compléter utilement.

La durée de l'examen médical d'entrée, d'après les données et d'après les méthodes que nous venons d'exposer, paraît devoir demander pour le médecin habitué à ce genre d'examen, un quart d'heure à vingt minutes.

Des expériences ont été faites de ce système d'examen par divers médecins inspecteurs des écoles de la ville de Paris, présents d'ailleurs à ce congrès, en particulier par les docteurs de Pradel, Butte et Dufestel qui sont venues confirmer l'horaire que je viens d'indiquer. Je parle ici du premier examen médical.

EXAMEN COMPLÉMENTAIRE DES ENFANTS SUSPECTS

Les enfants qui, lors de l'examen d'entrée, auront présenté des phénomènes pathologiques de quelque ordre qu'ils soient, pourront subir un examen médical complémentaire, sur la partie ayant paru faible et paraissant demander un examen plus approfondi. On s'adressera soit à un auriste, soit à un oculiste pour l'audition et la vision. C'est ce qui se fait également à Paris pour le cuir chevelu par les soins du docteur Sabouraud de façon à obtenir une recherche plus méthodique de la teigne.

En ce qui concerne les enfants paraissant présenter des phénomènes suspects du côté des voies respiratoires ou du côté des ganglions trachéo-bronchiques, on pourra pratiquer à l'examen radioscopique. L'examen radioscopique, d'après les recherches que nous avons pratiquées en particulier avec le docteur Rist et le docteur Zuber, ne paraît pas donner des résultats plus précis que l'examen clinique; peut-être y a-t-il là un moyen de déceler plus nettement les adénopathies trachéo-bronchiques, mais il est nécessaire de continuer des recherches à cet égard avant d'être fixé d'une façon certaine.

L'examen radioscopique nous a paru intéressant au point de vue de la recherche de l'amplitude respiratoire dont nous avons déjà dit, à plusieurs reprises, toute l'importance. Chez les enfants ayant pratiqué, sous la direction du docteur Dufestel, des exercices méthodiques de gymnastique respiratoire, nous avons été frappé de la façon dont tous les diamètres de la poitrine se développaient, de la façon dont le diaphragme s'abaissait, en particulier, de la façon dont le cœur et les viscères se séparaient de la colonne vertébrale laissant dans l'examen oblique un espace clair beaucoup plus marqué que chez les enfants insuffisamment exercés.

Comme procédé d'examen complémentaire et de dépistage de la tuberculose chez les écoliers, il semble qu'on ait le droit de fonder de grandes espérances sur l'ophtalmo-réaction qui vient d'être mise à la portée du monde médical par le professeur Calmette, de Lille. Mais il est trop tôt pour que nous puissions apporter à cet égard des statistiques précises et nous devons rester encore sur la réserve, tout en fondant sur cette méthode les plus grandes espérances, les plus légitimes d'ailleurs d'après les résultats déjà portés à l'actif de la méthode.

EXAMEN DES ÉCOLIERS AU COURS DE LEURS CLASSES

COLLABORATION DE L'INSTITUTEUR ET DU MÉDECIN.

CARNET SANITAIRE.

Il est nécessaire de réduire au minimum possible ces examens pour ne pas trop surcharger les médecins scolaires.

En ce qui concerne les enfants normaux, la Commission permanente de la Tuberculose du Ministère de l'Intérieur français a pensé qu'il suffirait de demander aux instituteurs de faire semestriellement les mensurations de la taille et des pesées. Il a paru tout à fait impossible et inutile de demander aux médecins de faire plusieurs fois dans l'année des examens complets de chaque écolier, sans qu'aucune raison vienne justifier ces examens.

L'instituteur signalera au médecin les élèves qui lui paraîtront avoir besoin d'un examen médical nouveau, soit parce qu'il aura jugé que leur santé physique a fléchi, soit tout simplement quelquefois parce qu'il trouvera un fléchissement du travail intellectuel, inexpliqué pour lui, et pourrait avoir pour substratum un mauvais état de santé physique, soit parce qu'il aura eu connaissance de maladies survenues aux enfants dans le cours de l'année.

A la suite de ces mensurations semestrielles, le médecin fera défiler devant lui les enfants, ayant devant les yeux leurs carnets sanitaires avec les mesures anthropométriques prises par l'instituteur, et il pourra retenir tel ou tel enfant qui lui paraîtra mériter un nouvel examen médical, mais il ne fera jamais un nouvel examen médical individuel des enfants normaux sans qu'une raison vienne le justifier.

Les enfants suspects, en particulier les enfants suspects au point de vue de la tuberculose, auront évidemment besoin de visites plus fréquentes et plus complètes. Ces visites pourraient être trimestrielles. Le médecin scolaire doit d'ailleurs se déranger chaque fois qu'un cas particulier l'exige. Nous rappelons que le médecin scolaire ne doit jamais appliquer aucun traitement

Les renseignements qui auront été recueillis au cours des divers examens médicaux pratiqués sur les écoliers devront être consignés sur un carnet sanitaire individuel. La Commission permanente française de la Tuberculose a adopté un type de carnet sanitaire qui est à peu près exactement semblable, sauf rectifications, au modèle ci-joint que j'ai l'honneur de présenter au congrès.

Il est à désirer que les résultats obtenus par les examens pratiqués suivant des méthodes comparables, puissent être rapprochés les uns des autres, de façon à permettre l'établissement de moyennes indispensables surtout pour les mensurations anthropométriques. Il y a là un travail préparatoire qui nous permettra de juger de la valeur des différentes méthodes que nous proposons à l'attention du Congrès.

Ces moyennes pourront porter sur l'accroissement en poids, en taille, et il est probable d'ailleurs qu'il y aura des variations dépendant des différentes races dans les différents pays où seront prises les mensurations.

C'est surtout pour les mensurations thoraciques que l'établissement des moyennes est absolument désirable, pour nous permettre d'avoir une opinion plus ferme sur la valeur de ces diverses mensurations, et pour déterminer celle qui doit être soumise à l'approbation générale. Sauf ces réserves, nous pensons, pour les raisons exposées plus haut, que c'est la mesure de l'amplitude respiratoire.

Dans le carnet sanitaire que nous présentons, ce chapitre a été réservé d'une façon complète et on a décidé pour la taille et le poids d'établir des graphiques qui sont d'une lecture et d'une comparaison plus intéressante et plus rapide. On trouvera dans ces carnets sanitaires, d'ailleurs, les divers points d'examen individuel que nous avons signalés plus haut.

Il est nécessaire de bien délimiter la situation respective du médecin scolaire et de l'instituteur ou du professeur au point de vue de leur collaboration dans les examens et dans la tenue des carnets sanitaires.

Le rôle de l'instituteur doit se borner à prendre, sous la responsabilité du médecin, les mesures anthropométriques de poids et de taille semestriellement. Il pourra également recueillir des renseignements sur la santé antérieure des élèves au moment de leur inscription à l'école et il aura aussi le devoir de signaler les élèves qui lui paraîtraient dignes d'un nouvel examen médical, soit parce que leur travail intellectuel a subi une baisse brusque, soit parce qu'il se serait aperçu que leur santé physique laissât à désirer.

Il est nécessaire que l'instituteur ne puisse avoir connaissance des carnets sanitaires une fois que le médecin scolaire y aura inscrit les notes prises lors de l'examen médical d'entrée. Ces carnets doivent rester uniquement sous la garde du médecin qui ne s'en dessaisira sous aucun prétexte ; mais avant que l'examen d'entrée ait été pratiqué, l'instituteur pourra inscrire sur le carnet les renseignements recueillis lors de l'inscription de l'enfant à l'école, sur sa santé antérieure.

Quant aux mensurations prises semestriellement par lui, il devra les consigner sur une feuille spéciale commune aux divers élèves d'une même classe et il communiquera cette feuille du type ci-joint au médecin, qui transcrira ces chiffres sur la feuille graphique du carnet sanitaire à cet usage.

Le carnet sanitaire restera donc la propriété exclusive du médecin scolaire. Il pourra être communiqué aux parents sur leur demande.

Que deviendra le carnet à la fin de la vie scolaire de l'enfant ? La majorité des membres de la Commission permanente de la Tuberculose a été d'avis qu'il fallait détruire ce carnet. Pour d'autres et pour bon nombre de mes confrères, médecins inspecteurs des écoles, il serait préférable que le carnet fût remis ensuite à la famille et restât sa propriété ainsi que celle de celui qui a été examiné. On avait pensé que ces carnets pourraient être utiles au moment de l'examen de santé pour le service militaire. Il y a des arguments valables pour les deux solutions. Je ne me chargerai pas actuellement de trancher la question.

Je proposerai au Congrès les conclusions suivantes :

Chaque écolier doit subir, lors de son entrée à l'école primaire, un examen médical individuel. Cet examen doit avoir un programme et des méthodes uniformes. Il est nécessaire que le Congrès International d'Hygiène scolaire se prononce d'une façon nette à cet égard et indique les points sur lesquels doit porter l'examen d'entrée et autant que possible les méthodes à employer.

Nous proposons de diviser l'examen en trois parties :

Première partie : Examen anthropométrique comprenant le poids, la taille et les mensurations thoraciques. La meilleure mensuration thoracique actuellement paraît être la recherche de l'amplitude respiratoire par la comparaison du périmètre xyphosternal à l'état d'inspiration et d'expiration maxima.

Deuxième partie : Examen physiologique de l'audition et de la vision suivant les procédés exposés plus haut.

Troisième partie : Examen médical organo-anatomique qui portera sur l'état général, la peau, le cuir chevelu, l'appareil dentaire, l'appareil circulatoire et surtout sur l'état des poumons et de la colonne vertébrale.

Pour l'examen des poumons, il sera nécessaire d'employer une méthode comparable en s'inspirant autant que possible de la méthode employée par le professeur Grancher.

Les enfants anormaux pourront subir des examens médicaux complémentaires. Les examens ultérieurs seront réduits à leur minimum.

Les enfants normaux subiront semestriellement des mensurations pratiquées par les instituteurs sous la responsabilité du médecin scolaire.

La collaboration de l'instituteur et du médecin dans les examens des écoliers doit être fixée de façon précise et de façon que le secret médical ne puisse être violé. L'instituteur se bornera à pratiquer certaines mensurations, taille et poids, et à recueillir des renseignements sur la santé antérieure des élèves au moment de l'entrée à l'école.

Les résultats obtenus par l'examen médical des écoliers seront transcrits sur le carnet sanitaire individuel qui restera la propriété exclusive du médecin scolaire.

L'établissement de moyennes tirées d'un grand nombre d'examens permettra de juger encore mieux de la valeur des procédés d'examen que nous proposons, en particulier des procédés anthropométriques.

Nous demandons au Congrès de nommer une Commission Internationale chargée de recueillir des documents permettant l'établissement de ces moyennes.

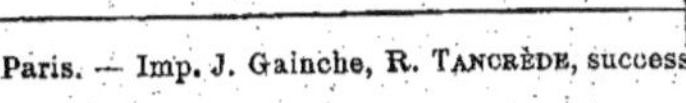

Paris. — Imp. J. Gainche, R. TANCRÈDE, successeur, 15, rue de Verneuil.